AF372579

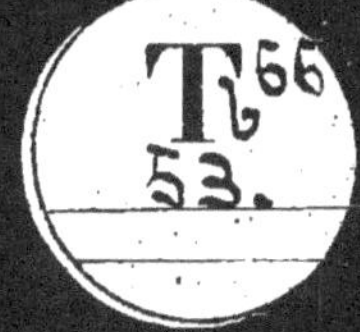
T 66
53.

SUR LA

PHYSIOLOGIE NORMALE ET PATHOLOGIQUE

DES

MUSCLES DU LARYNX

PAR

LE Dr PAUL RAUGÉ

Ancien Interne des Hôpitaux de Lyon,
Lauréat de l'École de Médecine de Lyon, Ex-Prosecteur de l'École de Médecine,
Médecin-Consultant à Challes.

LYON
ASSOCIATION TYPOGRAPHIQUE
F. PLAN, RUE DE LA BARRE, 12.

—

1890

SUR LA PHYSIOLOGIE NORMALE

ET PATHOLOGIQUE

DES MUSCLES DU LARYNX

Par le Dr Paul RAUGÉ

Les physiologistes d'il y a trente ans ont réduit les mouvements intrinsèques du larynx à un petit nombre de formules simples, sur lesquelles a longtemps vécu et vit encore toute la mécanique musculaire de la phonation. Négligeant de résoudre les points ambigus du problème (axes de rotation des aryténoïdes ; fixation de ces cartilages par les muscles ; action complexe des crico-aryténoïdiens postérieurs), évitant même de les poser, plus élégante que sincère et trop facile pour être complètement vraie, cette doctrine reste pourtant, aux yeux du plus grand nombre, suffisante et indiscutée. Les théories pathogéniques des troubles laryngés moteurs continuent à s'édifier sur ces données absolument conventionnelles, et les faits cliniques doivent s'y plier comme ils peuvent.

On connaît trop les descriptions qui s'y rapportent et les figures classiques où est symbolisée cette mécanique imaginaire, pour qu'il soit nécessaire ici de la reproduire en détail. Je dois pourtant rappeler en quelques mots le vieux schéma des mouvements glottiques, avant d'en montrer les points faibles et les côtés insuffisants :

Insérées, en avant, dans l'angle rentrant du cartilage thyroïde, dont le crico-thyroïdien assure la fixité, les cordes vocales possèdent, en arrière, une attache éminemment mobile, correspondant à l'apophyse vocale ou antéro-interne du cartilage aryténoïde. C'est le déplacement de cette extrémité postérieure des cordes qui suffit, suivant les besoins, soit à les écarter l'une de l'autre (respiration), soit à les rapprocher et à les tendre (effort, phonation). Dans son ensemble, l'aryténoïde représente un levier coudé, à sinus antéro-externe, exécutant, autour d'un axe vertical qui le traverse vers sa partie moyenne (facette articulaire aryténo-cricoïdienne), une rotation horizontale en mouvement de sonnette. Le bras externe de ce levier (apophyse postéro-externe ou musculaire) est actionné par deux ordres de muscles : un groupe antérieur (crico-aryténoïdien latéral, thyro-aryténoïdien externe), qui l'amène en avant ; un faisceau postérieur (crico-aryténoïdien postérieur), qui l'attire en arrière et en dedans. Chacun de ces deux mouvements opposés s'exprimant, à l'autre extrémité du levier (apophyse vocale), par un déplacement inverse, on comprend que le premier projette en dedans et en arrière l'extrémité aryténoïdienne des cordes (adduction et tension phonatoire), tandis que le second les écarte et les relâche. A cette oscillation des aryténoïdes, qui ouvre ou ferme la glotte ligamenteuse, s'ajoute un mouvement transversal de translation en masse, qui juxtapose, sur la ligne médiane, les faces opposées de ces cartilages et complète en arrière l'occlusion de la fente glottique, dans sa portion rigide ou cartilagineuse. L'appareil musculaire qui réalise ce rapprochement est un système de fibres horizontales ou obliques (aryténoïdien transverse) étendues, en arrière, entre les aryténoïdes, dont elles relient les faces postérieures et les arêtes postéro-externes. La continuation évidente des faisceaux obliques, superficiels, dans les replis ary-épiglottiques et jusqu'aux bords latéraux de l'épiglotte, fait de cette portion du muscle un véritable sphincter pour l'orifice supérieur du larynx : tout l'aryténoïdien transverse paraît en somme avant tout destiné à fermer le larynx au moment de la déglutition, plutôt qu'à prendre part au mécanisme phonateur.

Si l'on ajoute aux muscles précédents la description d'un

faisceau contractile, renfermé dans l'épaisseur même des rubans vocaux, pour assurer leur rigidité et leur donner une sorte de tension intrinsèque (thyro-aryténoïdien interne), on aura présente à l'esprit, dans ses parties essentielles, toute la physiologie classique des muscles du larynx : neuf muscles, au total, communiquant, pour la plupart, aux cartilages aryténoïdes des mouvements de rotation autour d'un axe vertical ; chacun d'eux possédant d'ailleurs des attributions immuables et nettes : un seul (crico-aryténoïdien postérieur) ouvrant la glotte, tous les autres unis pour rapprocher ses lèvres ou les tendre.

On ne saurait imaginer une théorie physique plus satisfaisante et plus intelligible. Malheureusement, ce mécanisme si simple n'est qu'un schéma, séduisant comme tous les schémas, mais aussi peu conforme à la réalité des faits. Il a besoin d'être repris, complété suivant une anatomie plus exacte et une mécanique moins idéale. Sans doute l'exposé qui va suivre n'a pas la clarté brillante et facile qui a mis en faveur l'ancienne solution ; mais ce défaut de simplicité est dans la nature même des choses et l'on ne peut que s'y résoudre ; il faut aborder la question comme elle est, sans recourir aux simplifications artificielles, et malgré le regret qu'on a d'en troubler la limpidité.

Ce furent d'abord certains faits pathologiques qui se montrèrent inconciliables avec la façon primitive dont les physiologistes ont compris les diverses interventions musculaires dans les mouvements normaux de la glotte. Si l'insuffisance de la théorie ne pouvait être démontrée d'une manière plus directe, je n'en voudrais pas d'autre preuve que la multiplicité des efforts tentés par les cliniciens pour y faire entrer de force, en la modifiant plus ou moins, les observations réfractaires. C'est ainsi que, dans cet état morbide si fréquent et tant discuté, qui s'exprime par l'adduction permanente des cordes, — et dans lequel le plus grand nombre des laryngologistes persistent, depuis Gerhardt, à voir dans tous les cas une paralysie pure et simple des abducteurs, — on a pu émettre à peu près toutes les

hypothèses possibles sur la façon dont le crico-aryténoïdien postérieur concourt à la déformation glottique : paralysie primitive et isolée de ce muscle (Gerhardt (1), Rosenbach (2), Semon (3)), atrophie secondaire de ses fibres par
inactivité consécutive au spasme des adducteurs (Krause) (4),
participation du crico-aryténoïdien postérieur à une contracture totale de tous les muscles du larynx (Jelenffy) (5),
chacune de ces interprétations contradictoires a trouvé tour
à tour un argument dans l'une ou l'autre des idées opposées qu'on se faisait sur l'action de ce muscle. Il appar-
tient à l'anatomie pure de résoudre ce différend ; dans toutes
ces questions si complexes de paralysies ou de contractures laryngées, on ne pourra s'entendre sur la physiologie
pathologique que si l'on sait très sûrement l'action nor-
male de chaque faisceau musculaire et le rôle exact de
chaque cordon nerveux. Nous sommes loin sans doute de
pareille perfection, mais c'est la voie naturelle et vraie, soit
pour prévoir les résultats morbides que doit avoir sur l'état
du larynx la suppression fonctionnelle de telle ou telle composante motrice (paralysies), ou son intervention intempes-
tive et permanente (contractures), soit pour conclure, inver-
sement, de la déformation glottique observée, à la locali-
sation et à la nature des altérations qui la causent. Telles
sont les raisons pour lesquelles il importe de contrôler, par
des dissections minutieuses et par des expériences précises,
l'anatomie et surtout la physiologie traditionnelle des muscles laryngés.

(1) *Virchow's Arch.*, 1863.

(2) *Bresl. Ærztl. Zeitschr.*, 1880, n⁰ˢ 2 et 3. — *Virchow's Arch.*,
vol. 99. — *Berl. klin. Wochenschr.*, 1884, n° 17.

(3) *Arch. of Laryngology*, vol. 2, n° 3, juillet 1881. — *Med. Times
and Gazette*, 1882. — *Berl. klin. Woch.*, 1883, n° 46 ; *Ibid.*, 1884, n° 22.

(4) *Deutsches Arch. f. klin. Med.*, 1886. — *Virchow's Arch.*, t. 98.

(5) Ueber die Fixation der Arytænoïdknorpel während der Phonation.
Wiener med. Wochenschr., 1872. — Zur Anatomie, Physiologie und
Pathologie der Larynxmuskeln. *Berliner klin. Woch.*, 1888, n⁰ˢ 34, 35
et 36.

Abstraction faite de l'épiglotte, qui est un opercule accessoire, le squelette du larynx se compose, physiologiquement, d'une partie fixe, sur laquelle se déplacent trois leviers rigides, dont le seul rôle est de mouvoir ou de tendre les cordes vocales. La partie fixe comprend uniquement le cartilage cricoïde : cette pièce de la charpente laryngienne fait corps avec la trachée, dont elle n'est en réalité qu'un anneau agrandi, modifié dans un but fonctionnel. Ce cartilage supporte, au moyen d'articulations très mobiles, les trois leviers moteurs des cordes (le cartilage thyroïde et les deux aryténoïdes) et fournit une attache fixe à presque tous les éléments musculaires (crico-thyroïdiens, crico-aryténoïdiens latéraux et postérieurs) qui mettent ces leviers en action.

Inséparablement unies en avant, dans l'angle dièdre du thyroïde, les deux cordes ne peuvent, de ce côté, s'écarter l'une de l'autre : la glotte ne subit jamais qu'une béance angulaire par abduction des aryténoïdes. Le seul déplacement dont soit capable l'extrémité antérieure des rubans vocaux est une projection d'ensemble en avant, quand le crico-thyroïdien fait basculer en ce sens le cartilage thyroïde dans sa double articulation crico-thyroïdienne. Chacune des cordes vocales se trouve, par ce fait, allongée et tendue, à condition toutefois que son extrémité postérieure ne cède pas à la traction et soit de son côté solidement fixée à son attache ayténoïdienne. C'est précisément ce problème de la contre-extension postérieure et de la fixation des aryténoïdes qui constitue, dans toute cette question, la difficulté principale.

Les anciens physiologistes avaient éludé d'une façon à peu près complète ce point de détail, aussi délicat à trancher qu'indispensable à la solution d'ensemble : comment les aryténoïdes résistent-ils à la traction du muscle crico-thyroïdien qui, transmise jusqu'à eux par l'intermédiaire des cordes vocales, tend à les entraîner en avant, en inclinant leur sommet dans le même sens ?

On avait simplifié la question en supposant le problème résolu, en accordant à la pyramide aryténoïdienne une fixité qu'elle est loin de posséder en fait, et que Merkel (1), Harless (2), Luschka (3) attribuaient vaguement à la toute-puissance prêtée sans contrôle aux ligaments ary-cricoïdiens et à la capsule articulaire. Il semblait que, solidement assis sur son articulation inférieure, retenu de tous côtés par de forts trousseaux fibreux, et mobile seulement autour d'un axe vertical absolument constant, l'aryténoïde n'avait qu'à tourner autour de ce pivot imaginaire, sous l'effort des muscles attachés à son apophyse externe, comme si une tige rigide, le traversant de haut en bas, l'eût fixé sur le bord supérieur du cartilage cricoïde. Or, cette notion de stabilité de l'aryténoïde ne saurait persister chez quiconque l'a vu sur le cadavre, surtout après l'ablation de tous les muscles qui s'y insèrent. La capsule crico-aryténoïdienne présente alors une telle laxité, les ligaments une si faible résistance, le cartilage glisse et bascule en tous les sens avec une si grande facilité, qu'il est impossible de lui supposer pendant la vie une position d'équilibre et des mouvements réguliers, si l'on n'admet, pour le fixer, d'autres puissances que la résistance passive des ligaments. Au lieu d'exécuter ces mouvements, si aisément admis, de rotation par où s'approchent et s'éloignent les apophyses vocales, l'aryténoïde serait inévitablement entraîné en masse et renversé, tantôt en avant par le crico-aryténoïdien latéral et le thyro-aryténoïdien externe, tantôt en arrière par le crico-aryténoïdien postérieur, si ces muscles d'action différente, par leurs contractions synergiques, ne se fournissaient les uns aux autres un soutien nécessaire et des points d'appui réciproques. M. Jelenffy (de Budapest) a contribué plus que personne à édifier cette théorie qui explique par certaines associations musculaires la fixation des aryténoïdes au moment de la phonation. La rotation du cartilage ne s'accomplit pas, suivant lui, autour de l'axe unique

(1) *Anatomie und Physiologie der menschlichen Stimm-Und Sprachorganes*, Leipsig, 1857.

(2) Article STIMME, in *Handworterbuch der Physiologie*, de R. Wagner, t. IV, 1853.

(3) *Der Kehlkopf des Menschen*, Tübingen. 1871.

et commun dont on admet généralement l'existence ; il y aurait en réalité un axe distinct pour les différents groupes musculaires, chacun d'eux prenant pour point d'appui et pour centre de rotation l'attache du groupe opposé. Ainsi considéré, le cartilage aryténoïde représente une pièce rigide légèrement courbe, oblique en dedans et en avant, ne possédant aucun point fixe, et sur laquelle s'appliquent trois forces distinctes : deux de ces forces, agissant aux extrémités du levier, l'attirent en avant ; c'est la bande vocale elle-même et le crico-aryténoïdien latéral ; la troisième, dirigée d'avant en arrière, est le crico-aryténoïdien postérieur. Le point d'application de cette dernière composante demande à être fixé avec soin, car c'est de là que dépend tout l'équilibre du système. Or, Jelenffy a su faire observer, et le simple examen anatomique le montre avec une entière évidence, que le plus important faisceau du crico-aryténoïdien postérieur (portion interne) s'attache beaucoup plus en dedans (bord postérieur du triangle articulaire inférieur de l'aryténoïde) que le tendon du crico-aryténoïdien latéral (bord externe du même triangle). Ainsi la traction postérieure agit entre les deux points d'application des deux forces dirigées en avant. Si j'ai bien saisi l'exposé de M. Jelenffy, il s'établit, au moment de la phonation, une sorte d'équilibre entre ces trois composantes, qui maintiennent immobile, et comme fixé entre elles, le levier aryténoïdien. Entre ces trois tractions, qui se font réciproquement contrepoids, on comprend que le cartilage trouve un appui solide, à peu près comme une tige rigide reste immobile entre trois doigts, dont deux le pressent d'un côté et le troisième en sens inverse.

Ainsi se trouverait réalisée, par l'équilibre des puissances musculaires antagonistes, la fixation de l'aryténoïde, si indispensable à la tension des cordes. Quant à la rotation du cartilage, qui, au début de l'émission d'un son, doit rapprocher les apophyses vocales, elle ne serait pas due seulement au crico-aryténoïdien latéral, mais encore au crico-aryténoïdien postérieur qui, prenant pour point fixe l'insertion du précédent, plus externe que la sienne propre, attirerait en dedans et en arrière l'extrémité interne du cartilage : l'aryténoïde serait pour lui un levier à point d'appui externe, tandis qu'il est un levier à point d'appui intermédiaire pour le crico-aryténoïdien latéral.

On a pu remarquer que la théorie précédente accorde au crico-aryténoïdien postérieur un rôle contraire à toutes les traditions : il cesse d'être le dilatateur incontesté, le muscle laryngé à destination respiratoire, pour devenir un constricteur de la glotte, un tenseur des cordes, un phonateur. Hâtons-nous d'ajouter que ses fibres les plus internes sont seules à recevoir ces attributions imprévues ; toute la portion externe garde son rôle ancien d'abducteur pur et simple des apophyses vocales.

L'expérimentation directe est, pour le moment, incapable d'apporter à la question les arguments décisifs qui pourraient la résoudre. Le seul muscle laryngé que puisse atteindre l'électrisation localisée est le crico-thyroïdien, dont l'action n'est pas en litige ; tous les autres sont trop profondément situés pour se prêter à une pareille recherche. Quant à la méthode des sections nerveuses, elle n'est pas moins inapplicable ici ; à l'exception encore du même crico-thyroïdien, qui reçoit son innervation par une branche isolée (rameau externe du laryngé supérieur), tous les filets moteurs des muscles du larynx sont inextricablement confondus dans le tronc du récurrent, où leur dissociation anatomique est impossible. En attendant qu'on sache agir directement sur les centres moteurs, encore mal connus, qui animent chaque muscle du larynx, ou sur les extrémités nerveuses terminales, difficilement accessibles, la section du nerf récurrent ou son irritation expérimentale (Krause) ne nous renseignent que sur l'action grossière et totale du tronc nerveux dans son ensemble.

Pour essayer d'analyser les mouvements de l'aryténoïde et la part que prennent les muscles à la fixation de ce cartilage, il faut se contenter de l'examen cadavérique. A l'exemple de Jelenffy, j'ai pratiqué mes préparations sur le larynx du bœuf, qui est incontestablement préférable à celui de l'homme, pour l'étude des petits détails : il en reproduit d'ailleurs chaque élément avec une fidélité surprenante ; c'est proprement un larynx humain amplifié, sans déformation sensible des cartilages, sans adjonction ni suppression d'aucun faisceau musculaire important, et l'on peut, sans crainte d'erreur, conclure de l'un à l'autre.

Il s'agissait surtout de vérifier ces deux points importants : axe des mouvements de l'aryténoïde ; contribution de chaque muscle à ces mouvements. Ajoutons-y cette question, précédemment posée et non moins capitale : comment les cordes vocales trouvent-elles, dans un cartilage sans consistance et sans fixité, comme est l'aryténoïde, le point d'appui solide qu'exige l'énergie de leur tension vibratoire ?

Quand on cherche à mobiliser, sur le cadavre, le cartilage aryténoïde, on ne saurait imiter avec quelque précision les mouvements normaux de l'organe. Privé, par suite de l'inertie musculaire, des ligaments actifs qui le soutiennent pendant la vie, le cartilage se laisse déplacer en tous sens, dans les limites étendues qu'offre la résistance de la capsule et des ligaments fibreux. Pourtant, avec un peu d'attention, on s'aperçoit aisément que le déplacement semble s'effectuer surtout dans une certaine direction : le mouvement le plus ample qu'on puisse communiquer ainsi à l'aryténoïde est une sorte d'inclinaison en avant, suivie d'un redressement dans le sens opposé, qui s'effectuent dans un plan presque exactement antéro-postérieur, à peine oblique en avant et en dehors. Aussitôt la capsule ouverte, on peut reconnaître sans peine que le sens de ce mouvement répond en effet à la direction et à la forme des surfaces articulaires. L'articulation crico-aryténoïdienne n'est nullement une arthrodie sur laquelle l'aryténoïde, conformément à la doctrine ancienne, pivoterait d'un côté à l'autre, en déplaçant ses deux apophyses dans un plan presque horizontal, sans perdre lui-même son attitude verticale. Elle a plutôt la forme d'une trochlée, dont l'aspect rappelle la poulie huméro-cubitale. L'apophyse musculaire, presque verticalement dirigée, complète, en arrière, la surface articulaire, concave, dont la facette inférieure de l'aryténoïde représente la partie horizontale ; ainsi se trouve formée une sorte de cavité sigmoïde imitant, en diminutif, le grand crochet de l'extrémité supérieure du cubitus : c'est cette surface articulaire courbe, à ouverture antéro-inférieure, que l'aryténoïde oppose au bord supérieur du chaton cricoïdien. La surface articulaire du cricoïde, arrondie en bourrelet dans le sens antéro-postérieur, n'offre, sur les côtés, aucune délimitation nette et se continue, sans transition, avec la partie non articulaire de l'arête supérieure du cartilage. C'est sans doute à cette absence de rebords latéraux sur la facette cricoïdienne où il repose, que l'aryténoïde doit cette extrême mobilité transversale, grâce à laquelle le muscle inter-aryténoïdien peut l'approcher vers la ligne médiane, presque jusqu'à toucher son congénère.

Avec les muscles à faisceaux convergents (crico-aryténoïdien postérieur, crico-aryténoïdien latéral, bandelette supérieure du thyro aryténoïdien externe) dont les fibres viennent se jeter sur le tendon de sa face postérieure, l'apophyse musculaire de l'aryténoïde ressemble d'une façon frappante à l'olécrâne, quand on la regarde par sa face postérieure. Le crico-aryténoïdien postérieur, en particulier, présente, par rapport à cette saillie osseuse, une disposition très analogue à l'insertion cubitale du triceps, et le mode d'action de ces deux muscles est en réalité tout à fait comparable.

Si l'on exerce, sur le corps charnu du crico-aryténoïdien postérieur, des tractions dirigées suivant la direction moyenne de ses fibres, j'entends suivant l'axe médian de l'éventail formé par leur ensemble, on voit le cartilage tourner, en redressant son sommet, autour d'un axe presque horizontal, légèrement incliné pourtant en avant et en bas : il se produit, pourrait-on dire, une véritable érection de l'aryténoïde, qui semble monter d'avant en arrière sur le chaton cricoïdien. La face interne, l'apophyse vocale, le bord antérieur éprouvent une élévation manifeste, en même temps qu'ils se tournent très légèrement en dehors. Le résultat total est une tension très énergique des cordes vocales, si l'on a soin de fixer en même temps le cartilage thyroïde, ou mieux de l'abaisser autour de son articulation cricoïdienne, en déprimant son bord supérieur ; on imite ainsi artificiellement l'effet réalisé durant la vie par le raccourcissement du crico-thyroïdien.

Cette tension des cordes, obtenue ainsi par des tractions expérimentales reproduisant l'antagonisme de deux muscles seulement (crico-aryténoïdien postérieur et thyro-aryténoïdien) n'est pas uniquement le fait du déplacement de l'apophyse vocale ; elle résulte encore d'une action très particulière, qu'exerce sur le thyro-aryténoïdien externe le renversement en dehors du bord antérieur de l'aryténoïde : à mesure en effet que cette arète s'élève et se porte en dehors, on la voit brider le muscle thyro-aryténoïdien, surtout son faisceau supérieur, celui qui vient de l'apophyse postérieure : les fibres musculaires se trouvent ainsi tendues sur le bord du cartilage, comme sur une poulie de renvoi, qui les soulève à la façon du chevalet d'un violon.

Aussi longtemps que l'on prolonge ces deux tractions antéro-postérieures de directions contraires, les cordes vocales restent tendues, vibrantes, laissant voir sous leur bord interne, rigide et nacré, la saillie arrondie de l'apophyse vocale. Pendant ce temps, l'aryténoïde, dressé presque verticalement sur le bord cricoïdien, reste solidement fixé dans son attitude d'élévation maxima, avec une légère rotation externe et un soulèvement marqué de l'apophyse antérieure. C'est pour corriger cette déviation de l'apophyse vocale qu'intervient le crico-thyroïdien latéral, avec son rôle traditionnel, et incontestablement vrai, d'adducteur. Pendant ce temps, le thyro-aryténoïdien externe, appuyant, comme nous l'avons vu, sur le bord antérieur du cartilage aryténoïde, contribue vraisemblablement, en abaissant l'apophyse vocale, à rendre aux cordes leur horizontalité. Ce que je tiens à affirmer surtout, me ralliant entièrement, par ce côté, aux conclusions de Jelenfty, c'est le rôle prépondérant du crico-aryténoïdien postérieur dans la fixation des aryténoïdes durant la phonation : en réalité, les contractions musculaires que nous avons simulées tout à l'heure n'étaient que la représentation expérimentale de cet acte physiologique, auquel concourent, évidemment, tous les éléments contractiles de l'organe, y compris le crico-aryténoïdien postérieur lui-même.

Soumis aux actions diverses, antagonistes ou congénères, de cet appareil moteur compliqué, l'aryténoïde est solidement maintenu et comme fixé entre ces puissances opposées, dont l'énergie, les directions et les points d'application sont combinés de manière à réaliser non pas le déplacement d'un levier osseux, comme font d'ordinaire les muscles striés, mais une sorte d'équilibre de tension. Chaque fois que se produit l'acte phonatoire, et aussi longtemps qu'il se prolonge, toutes ces forces musculaires ne cessent pas d'agir, déterminant, par leur conflit, non l'effet visible d'un mouvement réel, mais une sorte d'action latente, dont le but et l'effet sont la tension des cordes vocales.

En somme, la fonction principale du crico-aryténoïdien postérieur est de lutter contre l'entraînement en avant et en bas qu'exercent sur l'aryténoïde non seulement les contractions des muscles antagonistes, mais la pesanteur même et l'élasticité des parties : c'est à ce point de vue qu'il mérite d'être regardé comme le fixateur par excellence de ce cartilage, et compté parmi les muscles phonateurs. Quant au rôle d'adducteur des cordes, que lui attribue par surcroît M. Jelenffy, il ne m'a pas été possible de m'en convaincre directement, soit en faisant agir isolément l'un ou l'autre de ses faisceaux, soit en combinant son action avec celle des muscles voisins, crico-aryténoïdiens latéral et thyro-aryténoïdien externe. Il me paraît plutôt, ainsi que je l'ai indiqué plus haut en décrivant l'effet de sa contraction isolée, porter en dehors l'apophyse vocale, en même temps qu'il l'élève et qu'il écarte l'une de l'autre les faces internes et les arêtes antérieures des aryténoïdes. A ce point de vue, il doit garder, en conséquence, ses antiques prérogatives de dilatateur glottique et de muscle respiratoire : toutefois, son rôle en ce sens, loin d'être dominant, ou même exclusif comme le voulait l'ancienne physiologie, me paraît tout à fait accessoire. Pour faire comprendre ma pensée, je dirais volontiers que le muscle crico-aryténoïdien postérieur me paraît être un muscle très phonateur et très peu respiratoire. Non que je méconnaisse l'importance supérieure de cette dernière fonction : sans contredit la pénétration de l'air atmosphérique dans le poumon est un acte plus nécessaire que la production des vibrations vocales. Mais la fonction respiratoire s'exerce très suffisamment sans exiger, de la part du larynx, une intervention plus active. Le rôle de cet organe dans la respiration n'est pas, comme on semble le croire, un rôle capital et réclamant l'action de muscles dilatateurs puissants : l'ouverture de la glotte nécessaire à l'accès de l'air est, au contraire, un état essentiellement passif; sa production ne nécessite l'intervention des forces musculaires que dans les cas exceptionnels où la dilatation de l'orifice doit atteindre un degré extrême (inspiration profonde). Jusqu'à l'état d'écartement moyen qui répond à la respiration tranquille, cette béance de la glotte ne représente pas un acte musculaire, mais un fait de simple élasticité de tissu ; les cordes vocales, abandonnées à elles-mêmes et soustraites à toute influence vitale, viennent spontanément prendre cette attitude, qui est comme la mise au repos de tout le système, ainsi que l'exprime si bien la locution très heureuse introduite par Ziemssen pour désigner cet écartement moyen, « position cadavérique des cordes vocales ». C'est une sorte d'état neutre, dont la glotte peut s'éloigner dans l'une ou l'autre direction. Mais tandis qu'elle dévie à peine, dans le sens abduction, de cette position d'inertie qui est comme le zéro de l'appareil, elle subit, dans l'autre sens, des oscillations beaucoup plus étendues : aussi, l'adduction des cordes vocales jusqu'à la position phonatoire et les contractions nécessaires à les rendre tendues et vibrantes exigent des actes musculaires d'une grande énergie ; voilà pourquoi tous les éléments contractiles de l'organe doivent s'associer pour y concourir. S'agit-il, au contraire, de passer de l'attitude cadavérique d'abduction relative à l'abduction forcée qu'exigent seulement les violentes inspirations, les cordes vocales n'ont qu'un pas à franchir, et c'est à quoi se borne le rôle du crico-aryténoïdien postérieur comme muscle respirateur. Si faible que soit la part de son activité qu'il dépense pour cet usage, elle suffit à cette quasi-sinécure.

On a donc tort de s'étonner, comme il est convenu de le faire en traitant ce sujet, qu'un muscle unique suffise dans le larynx pour veiller à la respiration, fonction vitale s'il en fût, alors que tous les autres s'associent pour la phonation, qui est une fonction de luxe. On semble même, pour ce fait, accuser parfois la nature d'une sorte d'imprévoyance, que paraissent justifier les accidents d'asphyxie laryngée qu'on attribue trop aisément à de prétendues paralysies du muscle dilatateur (Gerhardt, Rosenbach, Semon). En réalité, pour assurer l'ouverture permanente du larynx, la nature a mieux fait que lui donner des dilatateurs de rechange : elle lui a permis, en restant béant de lui-même, de se passer entièrement des muscles, pour suffire à sa plus importante fonction. La paralysie la plus absolue des dilatateurs, leur complète suppression fonctionnelle (dégénérescence ou section des récurrents), n'empêche pas l'écartement des cordes jusqu'à la position cadavérique, ouverture plus que suffisante pour assurer la respiration dans les conditions normales : aussi, jamais une lésion de ce genre, autant qu'elle reste isolée, ne compromet l'acte respiratoire : quand l'asphyxie survient, en pareil cas, c'est qu'un phénomène opposé, la contracture des adducteurs, s'est surajoutée à la paralysie initiale; c'est, plus souvent encore, qu'on a pris dès l'abord pour une paralysie des abducteurs le spasme primitif des antagonistes. C'est là, en effet, une confusion quotidiennement pratiquée en clinique. Depuis la description de Gerhardt, on réunit sans choix, sous le nom *paralysie des dilatateurs de la glotte*, tous les états caractérisés objectivement par la situation permanente des cordes vocales au voisinage de la ligne médiane. Pour la plupart des laryngologistes, encore imbus des idées de Rosenbach et de Semon, toutes les lésions du récurrent qui réalisent cet état si fréquent d'adduction anormale et persistante des cordes, le réalisent en frappant isolément les fibres du tronc nerveux destinées au crico-aryténoïdien postérieur. Mais, avec Krause et Jelenffy, une nouvelle doctrine s'est élevée, qui substitue à la paralysie, sinon dans tous les cas, au moins dans un grand nombre, le spasme continu et chronique des constricteurs (Krause), voire de tous les muscles du larynx (Jelenffy). Entre la paralysie vraie, qui paraît être une véritable rareté morbide, et la contracture laryngée, que l'on prend si souvent pour elle, les considérations physiologiques qui précèdent peuvent nous fournir des éléments précis de diagnostic différentiel : ces signes distinctifs sont apportés surtout par la connaissance du rôle exact du crico-aryténoïdien postérieur :

La coopération importante et peu connue de ce muscle à la tension phonatoire permet d'affirmer, *à priori*, qu'il ne saurait être question de sa paralysie vraie dans tous les cas où la voix est intégralement conservée ; or, c'est là une particularité qu'on retrouve dans un très grand nombre d'observations fournies comme exemples de paralysies des crico-aryténoïdiens postérieurs. Jelenffy a fait observer, avec la plus juste raison, que l'intégrité phonatoire, dont il est souvent fait mention dans la véritable paralysie des abducteurs, n'est jamais qu'une intégrité relative, suffisante pour la parole ordinaire et pour les intonations peu élevées ; mais la voix, en pareil cas, se refuse aux notes aiguës, pour lesquelles l'énergie de la tension exigerait la participation des crico-aryténoïdiens postérieurs.

A côté de ce symptôme fonctionnel, il est un signe objectif dont la valeur n'est pas moins grande pour affirmer l'état paralytique du crico-aryténoïdien postérieur : on lit assez souvent, dans les observations, que l'aryténoïde est renversé en avant et comme basculé sur la corde vocale correspondante, dont les dimensions antéro-postérieures paraissent notablement raccourcies ; c'est là un aspect laryngoscopique très spécial, et qui donne à la glotte une apparence asymétrique absolument inoubliable. Or, si l'on veut se rappeler les attributions presque exclusives que nous avons assignées plus haut au crico-aryténoïdien postérieur pour assurer la rétro-fixation de l'aryténoïde, on ne saurait douter que la déformation glottique précédente n'indique avec la plus parfaite évidence la disparition fonctionnelle de ce muscle : la chute en avant du cartilage, abandonné par lui et livré aux tractions antagonistes qui l'entraînent sans résistance, représente l'expression laryngoscopique la plus nette de cette inactivité musculaire.

Lyon, Assoc. typ. — F. PLAN, rue de la Barre, 12.

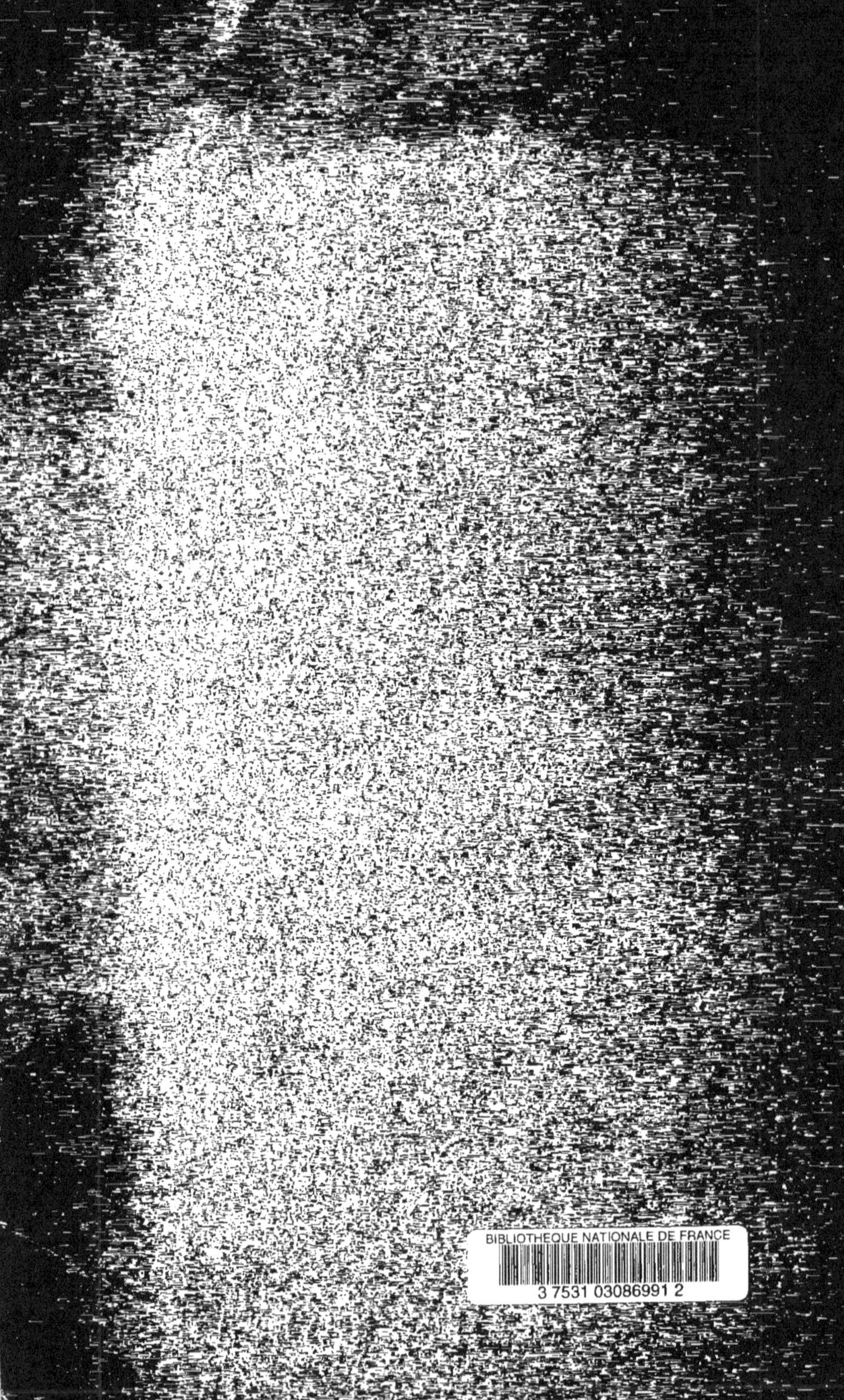

www.ingramcontent.com/pod-product-compliance
Lightning Source LLC
Chambersburg PA
CBHW071301130726
47998CB00003B/1287